# TRAITÉ PRATIQUE
# DES HERNIES,

OU

## MÉMOIRES ANATOMIQUES ET CHIRURGICAUX SUR CES MALADIES;

PAR ANTOINE SCARPA,

Chirurgien consultant de S. M. l'EMPEREUR et ROI, Chevalier de l'ordre royal de la Couronne de Fer et de la Légion d'Honneur, Membre de l'Institut national d'Italie, et Professeur de clinique chirurgicale à l'Université Royale de Pavie;

Traduits de l'Italien par M. CAYOL, Docteur en Médecine de la Faculté de Paris.

On y a joint une Note de M. LAENNEC, Docteur en Médecine de la Faculté de Paris, Membre de la Société de la Faculté de Médecine, etc., sur une nouvelle espèce de Hernie; et un Mémoire sur une terminaison particulière de la gangrène dans les Hernies, par le TRADUCTEUR.

## PLANCHES.

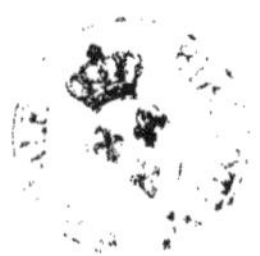

A PARIS,
Chez GABON, Libraire, place de l'École de Médecine, n°. 2.
1812.

# EXPLICATION DES PLANCHES.

## PLANCHE I.

a. a. Anneau inguinal du côté gauche.

b. b. b. Bandelettes tendineuses, nommées par Winslow *collatérales*, qui croisent en différens sens la direction des fibres de l'aponévrose de l'oblique externe, au voisinage de l'anneau inguinal.

c. c. Arcade crurale du côté gauche.

d. Ligament suspenseur de la verge.

e. Os pubis.

f. Hernie inguinale du côté gauche.

g. g. g. g. Distribution des fibres du muscle crémaster.

h. Continuation de la gaîne aponévrotique mince, formée par le muscle crémaster, qui enveloppe le cordon spermatique et la tunique vaginale du testicule.

i. i. Anneau inguinal du côté droit.

k. k. Entrecroisement des fibres de l'aponévrose de l'oblique externe avec les petites bandelettes *collatérales*, auprès de l'anneau inguinal droit.

l. l. l. Gaine aponévrotique formée par le muscle crémaster. Elle est représentée ouverte dans une certaine étendue : sur ses côtés, et particulièrement sur sa face externe, on distingue les faisceaux charnus du même muscle.

m. Tissu cellulaire mou et souple qui forme une couche entre le muscle crémaster et le sac herniaire.

n. Sac herniaire formé par le péritoine.

o. Petite anse d'intestin grêle renfermée dans le sac herniaire.

p. p. Gaine aponévrotique du muscle droit de l'abdomen, ouverte dans une certaine étendue, et fortement tirée de côté et d'autre.

q. q. Continuation de l'aponévrose du muscle oblique externe du côté droit.

r. Arcade crurale du côté droit.

s. s. Portion du grand sac péritonéal à travers laquelle on entrevoit les circonvolutions intestinales.

t. Portion de la paroi postérieure de la gaîne aponévrotique du muscle droit de l'abdomen.

u. u. Le muscle droit déplacé, et fortement tiré vers le côté gauche de l'abdomen.

v. Reste du muscle oblique externe, qui a été enlevé.

x. La ligne blanche de l'abdomen.

y. La paroi antérieure de la gaîne aponévrotique du muscle droit, formée par la réunion des aponévroses des muscles oblique externe et oblique interne.

1. 1. Artères crurales des deux côtés.

2. 2. Veine crurale.

3. 3. Artère abdominale (*ou iliaque antérieure*).

4. Continuation de l'artère abdominale du côté droit.

5. 5. Artères épigastriques des deux côtés.

6. 7. 8. 9. Trajet de l'artère épigastrique derrière le muscle droit de l'abdomen.

10. 10. Origine de la veine épigastrique des deux côtés.

11. 11. Continuation et distribution de la veine épigastrique du côté droit.

12. 13. Artère honteuse *externe supérieure*, qui traversoit la face antérieure de la hernie, immédiatement au-dessous de la peau.

14. 14. Veine saphène.

15. 15. Nerf crural antérieur.

16. 16. Deux lignes ponctuées, qui indiquent la direction dans laquelle sortent les viscères, pour former la hernie inguinale *interne*, ainsi nommée parce que les parties qu'elle renferme sont situées au côté interne de l'artère épigastrique, qui, dans ce cas, conserve sa situation naturelle. *Voyez* le premier Mémoire, §. XXVI.

A. Muscle oblique externe de l'abdomen.

B. B. Muscle droit du côté gauche.

C. Muscle transverse du côté droit.

D. Portion du muscle moyen fessier.

E. Muscle tenseur de l'aponévrose *fascia-lata*.

F. Muscle droit antérieur de la cuisse.

G. Muscle couturier.

H. Muscle iliaque interne.

I. Tendon du muscle second adducteur de la cuisse.

## PLANCHE II.

*a. a.* Anneau inguinal du côté gauche.

*b. b.* Bandelettes tendineuses, dites *collatérales*, qui croisent la direction des fibres de l'aponévrose de l'oblique externe, au voisinage de l'anneau inguinal.

*c. c. c. c. c.* Aponévrose du muscle oblique externe de l'abdomen, coupée le long de la crête de l'os des iles et de la *ligne blanche*, jusqu'auprès de l'anneau inguinal.

*d.* Arcade crurale du côté gauche.

*e. e.* Gaîne aponévrotique et membraneuse formée par le muscle crémaster, ouverte dans une certaine étendue. Les bords de l'ouverture sont écartés par le moyen de deux érignes.

*f.* Continuation de la gaîne formée par le muscle crémaster, dans laquelle sont renfermés le cordon spermatique et la tunique vaginale du testicule.

*g. g. g.* Fibres charnues du muscle crémaster.

*h. h.* Tissu cellulaire mou et souple qui forme une couche intermédiaire entre le muscle crémaster et le sac herniaire proprement dit.

*i. i.* Sac herniaire proprement dit, formé par le péritoine.

*k. k.* Portion d'épiploon renfermée dans le sac herniaire.

*l. l.* Gaîne aponévrotique du muscle droit du côté gauche, ouverte et renversée.

*m.* Portion du grand sac péritonéal, dont la transparence permet d'entrevoir les circonvolutions des intestins.

*n.* Paroi postérieure de la gaîne aponévrotique du muscle droit du côté gauche.

*o. o.* Le muscle droit du côté gauche mis à découvert, et renversé sur le côté droit de l'abdomen.

*p.* Muscle oblique interne du côté gauche.

*q.* Portion du grand sac péritonéal, qui se voyoit au-dessous de l'arcade crurale du côté gauche, après avoir séparé l'aponévrose *fascia-lata*, et soulevé le ligament de Fallope.

*r.* La peau du scrotum.

1. Artère crurale.

2. Veine crurale.

3. Artère abdominale (*ou iliaque antérieure*).

4. Origine de l'artère épigastrique.

5. 6. 7. 8. Trajet que suit l'artère épigastrique du côté gauche, le long du muscle droit de l'abdomen, après avoir passé derrière le col du sac herniaire.

9. Origine de la veine épigastrique.

10. 11. 12. Trajet de la veine épigastrique derrière le col du sac herniaire, et le long du muscle droit de l'abdomen.

13. Veine saphène.

14. Nerf crural *antérieur.*

15. Ligne ponctuée courbe, qui indique la direction suivant laquelle les viscères sortent de l'anneau, pour former la hernie inguinale *externe,* qui est la plus ordinaire.

A. Muscle moyen fessier.

B. Muscle tenseur de l'aponévrose *fascia-lata.*

C. Aponévrose *fascia-lata.*

D. Muscle couturier.

E. Muscle droit de la cuisse.

F. Muscle vaste externe.

G. Muscle iliaque interne.

H. Tendons des muscles adducteurs de la cuisse.

I. Muscle grêle interne.

## PLANCHE III.

*a. a. a. a.* Aponévrose du muscle oblique externe de l'abdomen renversée sur le pubis, après avoir été incisée le long de la *ligne blanche*, et en dedans de l'anneau inguinal.

*b. b. b. b.* Gaîne aponévrotique formée par le muscle crémaster, vue par la partie postérieure de la hernie. Après avoir complètement séparé du scrotum cette gaîne aponévrotique, on l'a ouverte dans toute sa longueur, pour mettre en évidence les parties qu'elle renferme, et on l'a renversée sur le ventre, de telle manière que le testicule se trouve tout à fait en haut, où il est fixé par une érigne.

*c. c. c. c.* Fibres charnues du muscle crémaster, qu'on aperçoit à travers la gaîne aponévrotique mince et demi-transparente que forme le même muscle.

*d. d.* Tunique vaginale ouverte.

*e.* Le testicule.

*f.* Adhérence naturelle du testicule à la tunique vaginale dans laquelle il est renfermé.

*g. g.* L'épididyme.

*h.* Paroi postérieure du sac herniaire. Les vaisseaux spermatiques sont situés entre cette paroi et la gaîne formée par le muscle crémaster, qui est représentée ici largement ouverte, et renversée des deux côtés.

*i.* Fond du sac herniaire.

*k.* Col du sac herniaire.

*l. l.* Tissu cellulaire souple, qui sépare la gaîne formée par le muscle crémaster d'avec le sac herniaire proprement dit. Ce tissu cellulaire est une continuation de celui qui accompagne les vaisseaux spermatiques derrière le péritoine, et le long de la paroi postérieure du sac herniaire.

*m.* Tissu cellulaire lâche, qui recouvre le côté gauche de la vessie, en dehors du grand sac péritonéal.

*n.* Portion du péritoine qui forme une saillie sous l'arcade crurale, et qui devient apparente lorsqu'on soulève le ligament de Fallope, après en avoir séparé exactement l'aponévrose *fascia-lata.*

*o. o.* Portion du péritoine à travers laquelle on entrevoit les circonvolutions intestinales.

| | |
|---|---|
| *p.* | Paroi postérieure de la gaîne aponévrotique du muscle droit du côté gauche. |
| *q. q.* | Muscle droit de l'abdomen, disséqué dans une certaine étendue, et tiré fortement à droite par le moyen d'une érigne. |
| *r. r.* | Muscle oblique interne du côté gauche. |
| *s.* | Tissu cellulaire du scrotum. |
| *t.* | Muscle iliaque interne. |
| 1. | Artère crurale. |
| 2. | Veine crurale. |
| 3. | Artère abdominale ( *ou iliaque antérieure* ). |
| 4. | Origine de l'artère épigastrique. |
| 5. | Rameau de l'artère épigastrique, qui se distribue sur le bord du pubis. |
| 6. 7. 8. 9. | Trajet de l'artère épigastrique derrière le col du sac herniaire et le muscle droit de l'abdomen. |
| 10. 11. 12. | Artère spermatique. |
| 13. 14. 15. | Canal déférent. |
| 16. 17. 18. | Veines spermatiques, séparées de l'artère du même nom et du canal déférent. |
| 19. | Veine épigastrique, coupée à peu de distance de son origine. |
| 20. | Veine saphène. |
| 21. | Nerf crural antérieur. |

## PLANCHE IV.

| | |
|---|---|
| *a.* | Portion du grand sac péritonéal mise à découvert au moyen d'une incision qui, partant de l'extrémité supérieure de l'anneau inguinal, a été prolongée dans une certaine étendue sur les muscles abdominaux. |
| *b. b.* | Sac herniaire formé par le péritoine. |
| *c. c.* | Etranglement qui constituoit le col du sac herniaire, et qui se trouvoit situé un peu au-dessus de l'anneau inguinal. |
| *d. d.* | Légères rugosités formées par de petites portions de tissu cellulaire répandues çà et là aux environs du col du sac herniaire. |
| *e. e. e. f. f. f.* | Tissu cellulaire qui revêt l'extérieur du péritoine; c'est le même qui, se prolongeant au-dehors, autour du cordon spermatique et du sac herniaire, se trouve interposé entre ce dernier, et la gaîne formée par le muscle crémaster. |
| *g.* | Le sac herniaire ouvert dans une petite étendue. On voit à son intérieur une portion de l'intestin iléon. |
| *h. i. k. l.* | Enveloppe extérieure de la hernie. Ce n'est autre chose que la gaîne aponévrotique mince formée par le muscle crémaster. |
| *m.* | Fibres charnues de la principale origine du muscle crémaster. |
| *n. o. p.* | Distribution de ces fibres charnues. |
| *q. q.* | Tunique vaginale ouverte. |
| *r.* | Tunique albuginée du testicule. |
| *s.* | Partie de l'épididyme. |
| *t. t.* | Vaisseaux variqueux du cordon spermatique entourés et en partie cachés par le tissu cellulaire : il existoit, chez le sujet qui a servi à cette préparation, une *cirsocèle* commençante. |
| *u.* | Tégumens du scrotum. |
| *v. v.* | Paroi antérieure de l'abdomen, ouverte dans une petite étendue. |
| *x.* | Portion du muscle droit, mise à découvert complètement. |
| *y.* | Portion du même muscle droit encore renfermée dans sa gaîne aponévrotique. |
| *z.* | Crête de l'os des iles. |

## PLANCHE V.

### FIGURE I.

*a. a.* Anse d'intestin iléon renfermée dans une hernie inguinale du côté droit.

*b.* Epiploon adhérent au côté interne du col du sac herniaire.

*c. c.* Bord de l'épiploon qui étoit sans adhérence, renversé sur le côté externe du sac herniaire.

*d.* Portion d'épiploon qui entouroit l'anse d'intestin renfermée dans le sac herniaire.

*e.* Portion d'épiploon qui formoit une sorte d'anneau dans lequel l'intestin se trouvoit étranglé, et qui alloit s'attacher d'une manière solide à la paroi postérieure du sac herniaire.

*f.* Endroit où l'épiploon étrangloit le plus fortement l'anse d'intestin.

*g.* Fond du sac herniaire.

*h.* Enveloppe extérieure de la hernie, qui n'est autre chose que la gaîne aponévrotique formée par le muscle crémaster.

*i. i.* Tunique vaginale ouverte.

*k.* Le testicule.

*l.* L'épididyme.

*m. n.* Tégumens de l'aîne et du scrotum.

*o.* Testicule droit, encore renfermé dans le scrotum.

*p. q. q.* Aponévrose du muscle oblique externe de l'abdomen.

*r. r.* Anneau inguinal gauche.

*s.* Aorte ventrale.

*t.* Veine cave inférieure.

*u.* Vertèbres lombaires.

*x.* Portion du muscle psoas du côté gauche.

*y.* Portion du grand sac péritonéal.

### FIGURE II.

*a.* Portion de l'aponévrose de l'oblique externe de l'abdomen, qui constitue le pilier supérieur ou interne de l'anneau inguinal gauche.

*b. b. b.* Sac herniaire formé par le péritoine.

*c. c.* Portion de l'intestin iléon encore renfermée dans le ventre.

*d.* Anse du même intestin renfermée dans la hernie.

*e.* Portion d'épiploon encore contenue dans le ventre.

*f. f.* Déchirure de l'épiploon à travers laquelle une anse d'intestin s'étoit introduite.

*g. g.* Adhérences de l'épiploon aux parois latérales et postérieure du sac herniaire.

*h.* Anneau complet formé par l'épiploon, qui est percé dans sa partie moyenne, et adhérent, par ses côtés et sa partie postérieure, au sac herniaire.

*i. i.* Bords durs et comme calleux de la déchirure de l'épiploon.

*k.* Cordon spermatique poussé vers le côté externe de la hernie.

*l. l.* Tunique vaginale du testicule.

*m.* L'épididyme.

*n.* Le testicule.

*o. o.* Tégumens de l'aîne et du scrotum.

*p.* Portion du muscle droit du côté gauche.

*q.* Portion du grand sac péritonéal.

FIGURE III.

| | |
|---|---|
| *a. a.* | Aponévrose du muscle oblique externe du côté droit. |
| *b. c.* | Tégumens du scrotum et de l'aîne. |
| *d. d.* | Sac herniaire. |
| *e. e. e.* | Portion d'épiploon comprise dans la hernie, et adhérente aux côtés et à la partie postérieure du sac herniaire. |
| *f.* | Bande d'épiploon qui, ayant des adhérences avec le col, les côtés et le fond du sac herniaire, comprimoit la partie moyenne de l'anse intestinale, et la partageoit en deux petites anses entre lesquelles elle se trouvoit placée. |
| *g. g.* | Les deux petites anses d'intestin distendues par de l'air, et s'élevant de côté et d'autre de la bande formée par l'épiploon. |
| *h. i.* | Continuation de l'enveloppe extérieure de la hernie, c'est-à-dire, de la gaîne aponévrotique formée par le muscle crémaster. |
| *k.* | Le cordon spermatique. |
| *l.* | Le testicule. |
| *m.* | L'épididyme. |

FIGURE IV.

| | |
|---|---|
| *a. a.* | L'aponévrose du muscle oblique externe de l'abdomen. |
| *b. b. c. c.* | Sac herniaire ouvert dans toute sa longueur. |
| *d. d.* | Etranglement du sac herniaire, un peu au-dessous de sa partie moyenne. |
| *e.* | Cavité *supérieure* du sac herniaire. |
| *f.* | Cavité *inférieure* du sac herniaire. |
| *g. g. g.* | Enfoncement profond qui faisoit partie de la cavité supérieure du sac herniaire. |
| *h. h.* | Lignes ponctuées servant à indiquer le fond de la cavité inférieure du sac herniaire, qui se prolonge derrière le testicule. |
| *i. i.* | Expansion aponévrotique du muscle crémaster qui recouvre la tunique vaginale du testicule. |
| *l. l.* | La tunique vaginale ouverte. |
| *m.* | Le testicule. |
| *n.* | Portion de l'épididyme. |
| *o. o.* | Tégumens de l'aîne et du scrotum. |

## PLANCHE VI.

FIGURE I.

| | |
|---|---|
| *a. a.* | L'intestin cœcum. |
| *b. b. b.* | L'adhérence naturelle du cœcum et du commencement du colon au péritoine, telle qu'elle existoit dans la région iléo-lombaire droite avant la formation de la hernie. |
| *c. d. e. f. g.* | Le sac herniaire formé par cette portion du péritoine, qui, dans l'état naturel, occupoit la région iléo-lombaire droite. |
| *h.* | Extrémité de l'intestin iléon. |
| *i.* | Commencement du colon. |
| *k.* | Une des appendices graisseuses du colon. |
| *l.* | Appendice vermiforme du cœcum. |
| *m. n.* | Gaîne aponévrotique formée par le muscle crémaster, ouverte dans sa partie inférieure qui renferme la tunique vaginale du testicule. |

| | |
|---|---|
| *o. o.* | Tégumens du scrotum. |
| *p. q.* | Lignes ponctuées qui indiquent la place qu'occupent dans la cavité abdominale l'extrémité de l'intestin iléon et le commencement du colon. |
| *r.* | Artère épigastrique. |
| *s.* | Veine épigastrique. |

### FIGURE II.

| | |
|---|---|
| *a. a.* | Portion de l'intestin cœcum renfermée dans la hernie. |
| *b. c.* | Adhérences naturelles de l'intestin cœcum et du commencement du colon à la portion du péritoine qui recouvroit la région iléo-lombaire droite. |
| *d. e. f.* | L'appendice vermiforme du cœcum. |
| *g. h. i.* | Adhérences naturelles de l'appendice vermiforme à la portion du péritoine qui formoit le sac herniaire. |
| *k.* | Extrémité de l'intestin iléon. |
| *l.* | Point de réunion de l'extrémité de l'intestin iléon avec le cœcum. |
| *m. m.* | Lignes ponctuées qui indiquent la situation de l'extrémité de l'iléon et du commencement du colon dans la région iléo-lombaire droite. |
| *n. n.* | Aponévrose du muscle oblique externe de l'abdomen. |
| *o. o. o.* | Le sac herniaire. |
| *p. q.* | La tunique vaginale ouverte. |
| *r.* | Le testicule. |
| *s.* | L'épididyme. |
| *t.* | Le cordon spermatique. |

### FIGURE III.

| | |
|---|---|
| *a. b.* | Portion du colon gauche, qui, avant de descendre dans le scrotum, étoit fixée par le péritoine dans la région iléo-lombaire, à peu de distance des vaisseaux iliaques. Cette portion du colon gauche a été retirée du fond du sac herniaire, et soulevée avec deux érignes, afin qu'on puisse voir distinctement que cet intestin est uni au sac herniaire par les mêmes replis du péritoine qui le fixoient naturellement dans la région iléo-lombaire gauche. |
| *c. c. c.* | Replis du péritoine qui fixent le colon gauche au sac herniaire. |
| *d.* | Ligament *latéral* du colon. |
| *e. e.* | Sac herniaire. |
| *f.* | Col du sac herniaire. |
| *g.* | Tissu cellulaire qui sépare le sac herniaire proprement dit, d'avec la gaîne aponévrotique mince formée par le muscle crémaster. |
| *h. h. h.* | Gaîne aponévrotique formée par le muscle crémaster. |
| *i. i.* | La même gaîne aponévrotique, ouverte dans sa partie inférieure, qui enveloppe étroitement la tunique vaginale du testicule. |
| *k. k.* | La tunique vaginale du testicule. |
| *l.* | Le testicule. |
| *m. m.* | Tégumens du scrotum. |
| *n.* | Portion du muscle droit de l'abdomen. |
| *o. o.* | Aponévrose du muscle oblique externe de l'abdomen, à peu de distance de l'anneau inguinal gauche. |

FIGURE IV.

*a. a.* Anse de l'intestin iléon renfermée dans la hernie.
*b. b.* Sac herniaire ouvert.
*c. c.* Portion du sac herniaire endurcie et épaissie.
*d. d.* Petite membrane mince et transparente qui unit l'intestin au fond du sac herniaire. Cette membrane ne présentoit plus qu'une rangée de petites brides ligamenteuses, lorsqu'on tiroit légèrement en haut l'intestin.
*e. e.* L'intestin vu à travers la petite membrane qui l'unit au sac herniaire.
*f. f.* Tunique vaginale ouverte, de même que le prolongement du muscle crémaster qui l'enveloppe.
*g.* Le testicule.
*h.* L'épididyme.
*i.* Vaisseaux spermatiques renfermés dans le tissu cellulaire du cordon.

FIGURE V.

*a. a.* Portion d'épiploon renfermée dans une hernie inguinale *congénitale*.
*b.* Le testicule.
*c.* L'épididyme.
*d.* Portion d'épiploon qui a pris une forme cylindrique.
*e. e. e.* Appendices graisseuses de l'épiploon.
*f. f.* Adhérences intimes de l'épiploon au fond du sac herniaire, qui, dans ce cas, étoit formé par la tunique vaginale du testicule.

## PLANCHE VII.

*a. a. a.* L'épiploon, tel qu'il se présentoit à l'ouverture de la cavité abdominale.
*b.* Portion *antérieure* de l'épiploon, qui se trouvoit étendue sur le paquet des intestins.
*c.* Portion *postérieure* de l'épiploon, qui s'enfonçoit derrière quelques circonvolutions intestinales.
*d.* Bandelette qui réunissoit les deux parties de l'épiploon *b. c.*
*e. e.* Endroit où la portion d'épiploon qui formoit la hernie avoit été coupée dans l'opération.
*f.* Reste de cette même portion d'épiploon renfermé dans le sac herniaire.
*g. g.* Anse d'intestin iléon étranglée par la bandelette qui réunissoit les deux portions de l'épiploon *b. c. d. e. e.*
*h. h.* Extrémité de l'anse d'intestin iléon qui avoit reparu dans la hernie, après avoir été réduite.
*i. i.* Etranglement formé par le col du sac herniaire.
*l. l.* Portion du grand sac péritonéal.
*m. m.* Sac herniaire.
*n. o. p. q.* Portion considérable de l'intestin iléon, embrassée dans l'anse formée par la bandelette qui réunissoit les deux parties de l'épiploon *b. c. d.*
*r. s.* Continuation du canal intestinal, au-dessous de cette sorte de bride formée par l'épiploon.
*t.* Commencement de l'intestin colon.
*u. u.* Appendice vermiforme du cœcum.
*v.* Adhérence *gélatineuse* de l'épiploon à l'intestin iléon, au-delà de l'étranglement.
*x.* Le testicule.

## PLANCHE VIII.

*a. a.* Arcade crurale.

*b.* Portion de l'aponévrose *fascia-lata*, qui est restée attachée au bord inférieur du ligament de Fallope.

*c. c. c.* Aponévrose du muscle oblique externe de l'abdomen.

*d.* Anneau inguinal.

*e.* Cordon spermatique.

*f. f.* Faisceaux charnus du muscle crémaster.

*g. g.* Sac herniaire formé par le péritoine. Hernie crurale.

*h. h.* Tissu cellulaire *sous-péritonéal*, qui recouvroit toute la face externe du sac herniaire, conjointement avec les glandes de l'aine et l'aponévrose *fascia-lata*.

*i.* Anse de l'intestin iléon renfermée dans le sac herniaire.

*k.* Muscle oblique interne de l'abdomen.

*l. l.* Incision par laquelle on a divisé en travers les fibres du muscle oblique interne et l'aponévrose du transverse, pour mettre à découvert l'artère épigastrique, dans l'endroit où, appuyée sur la convexité du grand sac péritonéal, elle se dirige vers le muscle droit de l'abdomen.

*m. m.* Ouverture de la gaîne aponévrotique du muscle droit.

*n.* Bord externe du muscle droit, mis à découvert et un peu renversé.

*o. o.* Gaîne aponévrotique du muscle droit de l'abdomen.

*p.* Muscle iliaque interne.

*q.* Portion du muscle oblique externe de l'abdomen.

1. Artère crurale.

2. Veine crurale.

3. Veine saphène.

4. Artère épigastrique.

5. 6. 7. Continuation de l'artère épigastrique.

8. Artère abdominale ( *iliaque antérieure ou circonflexe iliaque* ).

9. Artère spermatique.

10. Petite branche de l'artère spermatique. Les vaisseaux spermatiques sont représentés isolés les uns des autres et soulevés avec une érigne : il est aisé de voir qu'abandonnés à eux-mêmes, ils descendroient à leur place naturelle, qui est le long du bord de l'arcade crurale.

11. 12. Suite de l'artère spermatique.

13. 14. Veine spermatique, divisée en plusieurs branches.

15. 16. Canal déférent.

17. Nerf crural antérieur.

18. Endroit où l'artère spermatique est le plus éloignée du bord de l'arcade crurale.

## PLANCHE IX.

### FIGURE I.

*a. a. a.* Portion du grand sac péritonéal.

*b. b. b. b.* Portion du péritoine qui formoit primitivement le col du sac herniaire, et qui s'est convertie en une sorte d'*entonnoir membraneux*, qui met en communication les deux orifices de l'intestin divisé par la gangrène.

c. Orifice *supérieur* de l'intestin divisé.

d. Orifice *inférieur* du même intestin.

e. e. Endroit où le col du sac herniaire étrangloit l'intestin.

f. Eminence en forme de *promontoire*, qui résultoit de la situation parallèle des deux portions de l'intestin divisé.

g. Paroi postérieure de l'intestin, qui correspondoit à l'attache du mésentère. Dans cet endroit la continuité de l'intestin n'avoit pas été détruite.

h. i. Sillon le long duquel les matières fécales descendoient de l'orifice *supérieur* de l'intestin dans l'*entonnoir membraneux*, d'où elles se dirigeoient dans l'orifice *inférieur* du même intestin.

k. l. Petit conduit fistuleux, formé en partie par les restes du col du sac herniaire, et en partie par les aponévroses des muscles abdominaux et par les tégumens de l'aine.

m. Portion supérieure de l'intestin iléon.

n. Portion inférieure du même intestin.

o. Mésentère.

p. Aponévrose des muscles abdominaux, renversée sur l'arcade crurale.

q. q. Crête de l'os des iles.

r. r. Cavités cotyloïdes.

s. Graisse.

t. t. Tubérosités de l'ischion.

FIGURE II.

a. Portion supérieure de l'intestin iléon.

b. Portion inférieure du même intestin.

c. Portion de la circonférence de l'intestin, étranglée par le col du sac herniaire.

d. Portion de la circonférence du même intestin, qui ne se trouvoit pas comprise dans l'étranglement, et à laquelle s'attachoit le mésentère.

e. Mésentère.

f. f. Portion du grand sac péritonéal.

g. g. Sac herniaire dégénéré en une substance pulpeuse, de couleur brune. On a eu soin de le dépouiller exactement de son enveloppe extérieure formée par le muscle crémaster et par son aponévrose.

h. h. Endroit où l'intestin se trouvoit étranglé par le col du sac herniaire.

i. Le cordon spermatique dépouillé de l'enveloppe formée par le muscle crémaster.

k. k. La tunique vaginale du testicule séparée de l'aponévrose du muscle crémaster, dans laquelle elle étoit renfermée.

l. Le testicule.

m. L'épididyme.

n. Les vaisseaux spermatiques, à peu de distance de l'endroit où ils pénètrent dans le testicule.

FIGURE III.

a. Portion *supérieure* de l'intestin iléon.

b. Portion *inférieure* du même intestin.

c. c. c. Intestin iléon ouvert, dans l'endroit même de l'étranglement.

d. Eminence en forme de promontoire, qui résultoit du mode de rapprochement des deux parties de l'intestin *a. b.* situées parallèlement à côté l'une de l'autre.

*e.* Enfoncement profond que présentoit la portion *supérieure* de l'intestin iléon au-dessus de l'éminence en forme de *promontoire*.

*f. g.* Sillon qui, à une époque plus avancée de la maladie, et après la destruction de la portion d'intestin étranglée, auroit dirigé les matières fécales de l'orifice supérieur de l'intestin dans la cavité de l'*entonnoir membraneux*.

*h.* Continuation de la membrane interne de l'intestin.

*i. i.* Col du sac herniaire qui formoit l'étranglement.

*k. k.* Sac herniaire dépouillé de la gaîne aponévrotique formée par le muscle crémaster, et altéré dans sa texture par l'effet de l'inflammation.

*l.* Cordon spermatique.

*m. m.* Tunique vaginale dépouillée de la gaîne aponévrotique formée par le muscle crémaster.

*n.* L'épididyme.

*o.* Le testicule.

### FIGURE IV.

*a.* L'extrémité de l'intestin iléon.

*b.* Le colon.

*c. c.* La cicatrice des tégumens de l'aîne.

*d.* L'intestin colon adhérent à la cicatrice des tégumens de l'aîne.

## PLANCHE X.

### FIGURE I.

*Hernie ombilicale congénitale.*

*a. a.* Les tégumens communs des environs de l'ombilic, qui recouvroient la tumeur.

*b. b. b.* Enveloppe extérieure de la hernie formée par le tissu spongieux qui unit les vaisseaux ombilicaux dans toute la longueur du cordon.

*c. c.* Sac herniaire formé par le péritoine.

*d.* Portion du foie, de forme cylindrique, qui sortoit par l'anneau ombilical, et étoit renfermée dans le sac herniaire.

*e. e.* La veine ombilicale recouverte de ce tissu spongieux qui enveloppe le cordon ombilical.

*f.* Artère ombilicale du côté gauche, plus grosse et plus développée qu'elle ne l'est ordinairement. Celle du côté droit manquoit complètement chez ce sujet.

*h.* Le cordon ombilical.

### FIGURE II.

*Hernie ombilicale accidentelle, ou postérieure à la naissance, chez un jeune enfant.*

*a. a. a. a.* Couche celluleuse qui, conjointement avec la toile aponévrotique mince qui recouvre les muscles abdominaux, formoit la seconde enveloppe de la hernie, et se trouvoit immédiatement sous la peau.

*b. b.* Sac herniaire formé par le péritoine.

*c. c.* Intestin grêle renfermé dans le sac herniaire.

*d.* La *ligne blanche*.

*e. e.* Muscle droit de l'abdomen.

*f. f.* Muscles obliques externes de l'abdomen.

FIGURE III.

*Hernie ombilicale congénitale, chez l'embryon* (1).

- *a.* Cordon ombilical.
- *b.* Hernie ombilicale congénitale.

FIGURE IV.

*Hernie ombilicale congénitale d'un volume considérable.*

- *a. a.* Enveloppe extérieure de la hernie ombilicale, formée par le tissu spongieux du cordon.
- *b.* Sac herniaire formé par le péritoine, dont la transparence permet de distinguer les circonvolutions d'intestins qu'il renferme.
- *c. c.* La veine ombilicale.
- *d. e.* Les deux artères ombilicales.
- *f.* Le cordon ombilical.

FIGURE V.

*Deux hernies chez un adulte, savoir, une hernie ombilicale proprement dite, et une hernie de la* ligne blanche, *un peu au-dessus de l'anneau ombilical.*

- *a. a.* Couche celluleuse qui formoit la seconde enveloppe de la hernie, et qui se trouvoit immédiatement sous la peau.
- *b.* Anneau ombilical, de forme arrondie.
- *c. c.* Sac herniaire formé par le péritoine.
- *d. e. f.* Compartimens de l'intérieur du sac herniaire.
- *g.* Hernie de la *ligne blanche.* Couche celluleuse qui enveloppoit exactement le sac herniaire.
- *h.* Sac herniaire formé par le péritoine.
- *i.* Ouverture ovale de la *ligne blanche,* qui donnoit passage à la hernie.
- *k. k.* La *ligne blanche.*
- *l. l.* Les muscles droits de l'abdomen.

FIGURE VI.

*Hernie ombilicale formée par l'épiploon et l'intestin, chez un adulte.*

- *a. a. a.* Sac herniaire formé par le péritoine.
- *b.* Tégumens communs qui, avant la formation de la hernie ombilicale, constituoient la cicatrice de l'ombilic.
- *c. c. c.* Epiploon adhérent en plusieurs endroits au sac herniaire.
- *d.* Anse d'intestin grêle qui se trouvoit renfermée dans une sorte de capsule formée par l'épiploon.
- *e. e.* La *ligne blanche.*
- *f. f.* Muscles droits de l'abdomen.
- *g. g.* Muscles obliques externes de l'abdomen.

FIGURE VII.

*Suspensoire* de Fabrice de Hilden pour contenir la hernie ombilicale d'un grand volume.

---

(1) *Voyez* Albinus, Annotat. acad. lib. I, tab. V, fig. 3.

PLANCHE XI, relative au Mémoire du Traducteur, pag. 413.

FIGURE I.

*Anse d'intestin, avec un lambeau du sac herniaire, et une petite partie de la masse d'épiploon qui concouroit à former la hernie. — L'intestin a été coupé au niveau de l'anneau inguinal, et légèrement distendu par l'insufflation.*

*a.* Bout supérieur de l'intestin.

*b.* Bout inférieur du même intestin.

*c.* Portion de l'intestin rétrécie, intimement adhérente au sac herniaire et à l'épiploon.

*d.* Portion d'épiploon qui concouroit à former la hernie. Elle étoit très-volumineuse, comme on peut le voir dans la figure II, *h*, *h. h.* On n'en a représenté ici que l'extrémité inférieure qui a été coupée et renversée pour mettre en évidence l'endroit de son adhérence à l'intestin.

*e.* Adhérence intime de l'extrémité inférieure de l'épiploon au sac herniaire et à la portion rétrécie de l'intestin, dans l'endroit correspondant à la cicatrice, et au petit cul-de-sac *d*, fig. II.

*f. f.* Portions du sac herniaire.

FIGURE II.

*Anse d'intestin ouverte dans toute sa longueur et étendue au moyen de quatre épingles.*

*a.* Bout supérieur de l'intestin.

*b.* Bout inférieur du même intestin.

*c. d.* Cicatrice circulaire qui réunissoit les deux bouts de l'intestin, et qui correspondoit à l'endroit du plus grand rétrécissement de ce canal.

*e.* Petit cul-de-sac, dans lequel l'intestin s'ouvroit par la partie la plus large de la cicatrice. Il étoit situé entre l'épiploon et le sac herniaire.

*f. f.* Portions des parois de ce petit cul-de-sac, ouvertes et renversées en dehors.

*g. g.* Sac herniaire.

*h. h. h.* Epiploon.

FIN DE L'EXPLICATION DES PLANCHES.

PL. I.

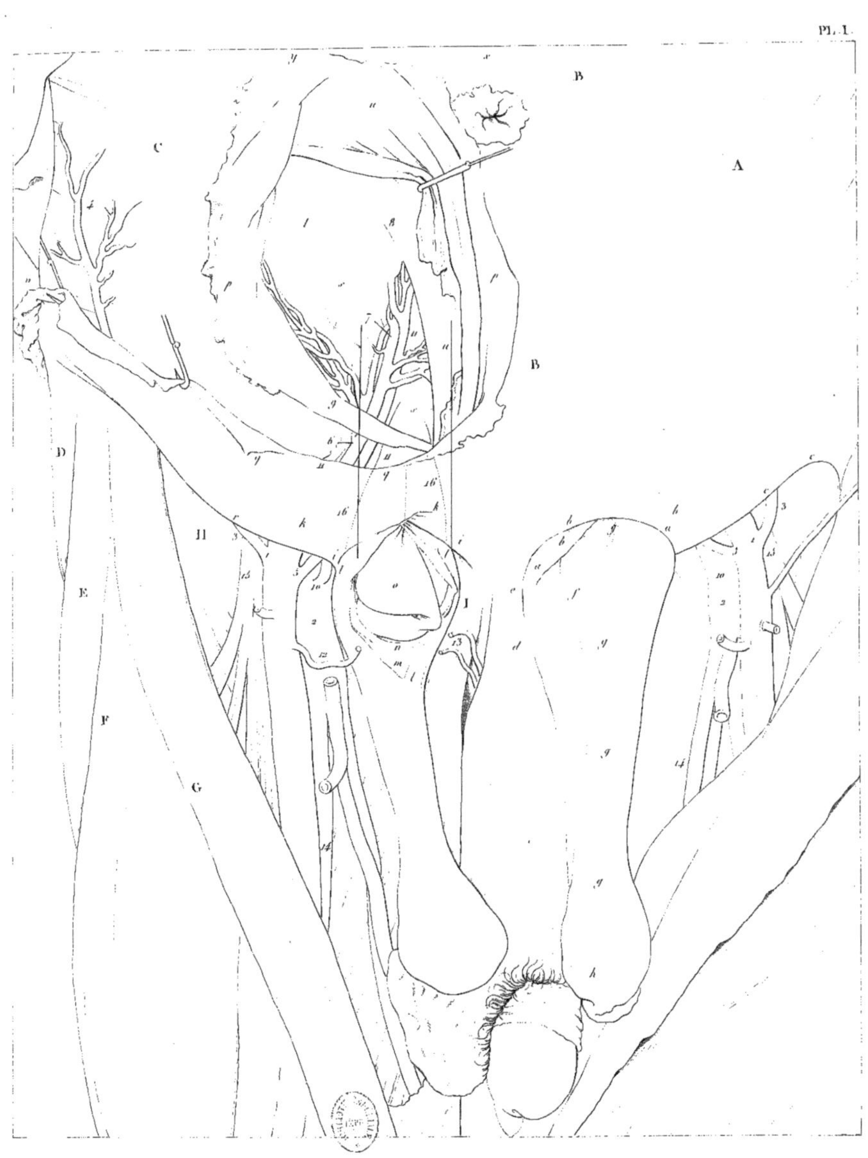

Pl. I.

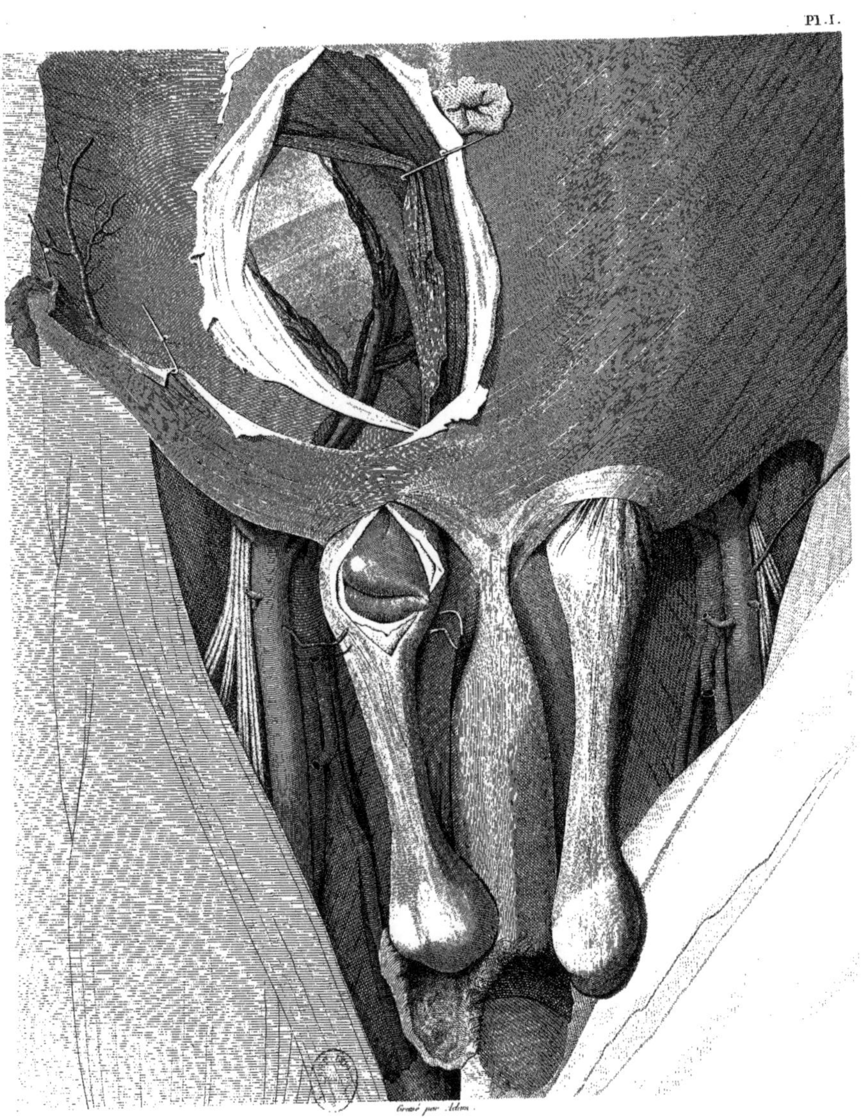

Gravé par Adam.

Pl. II.

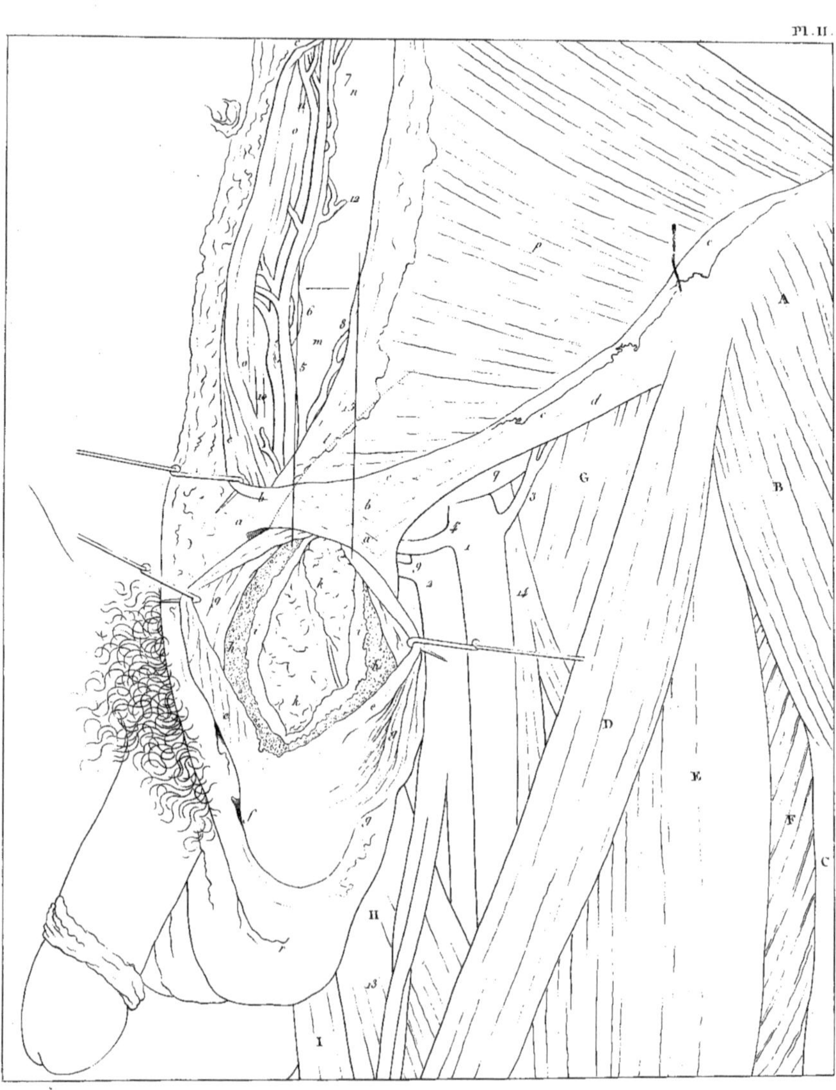

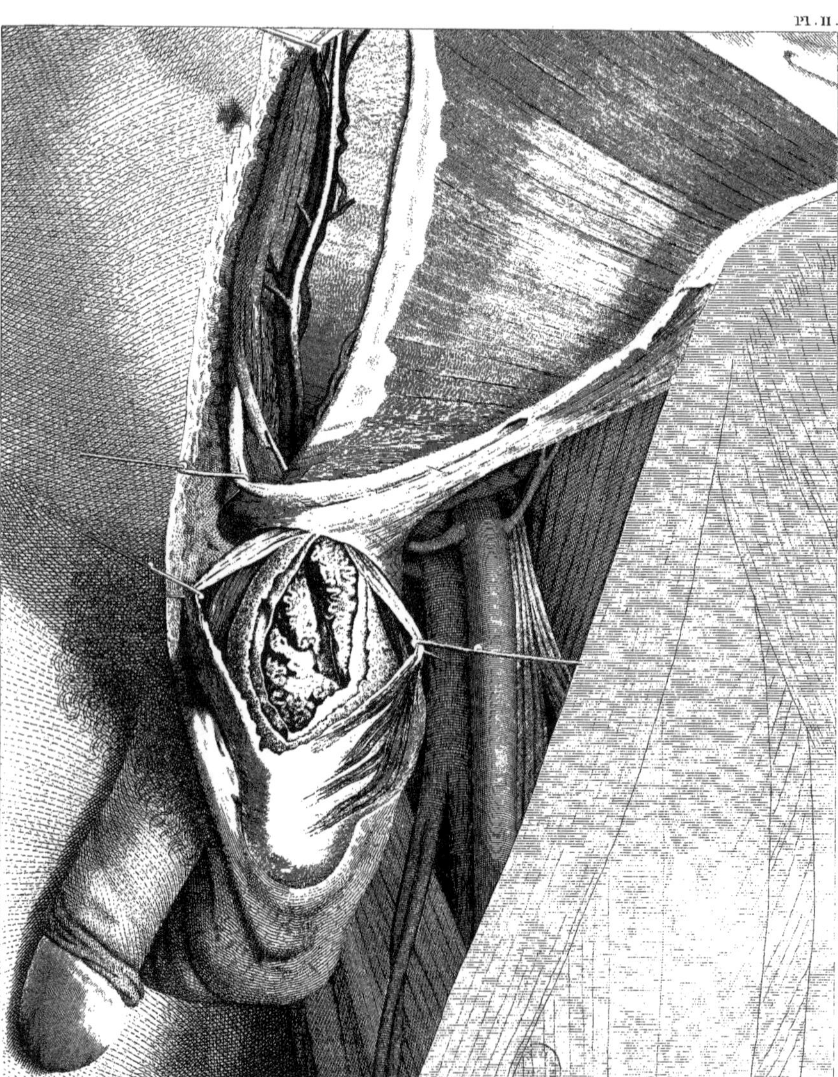

Gravé par Adam.

Pl. III.

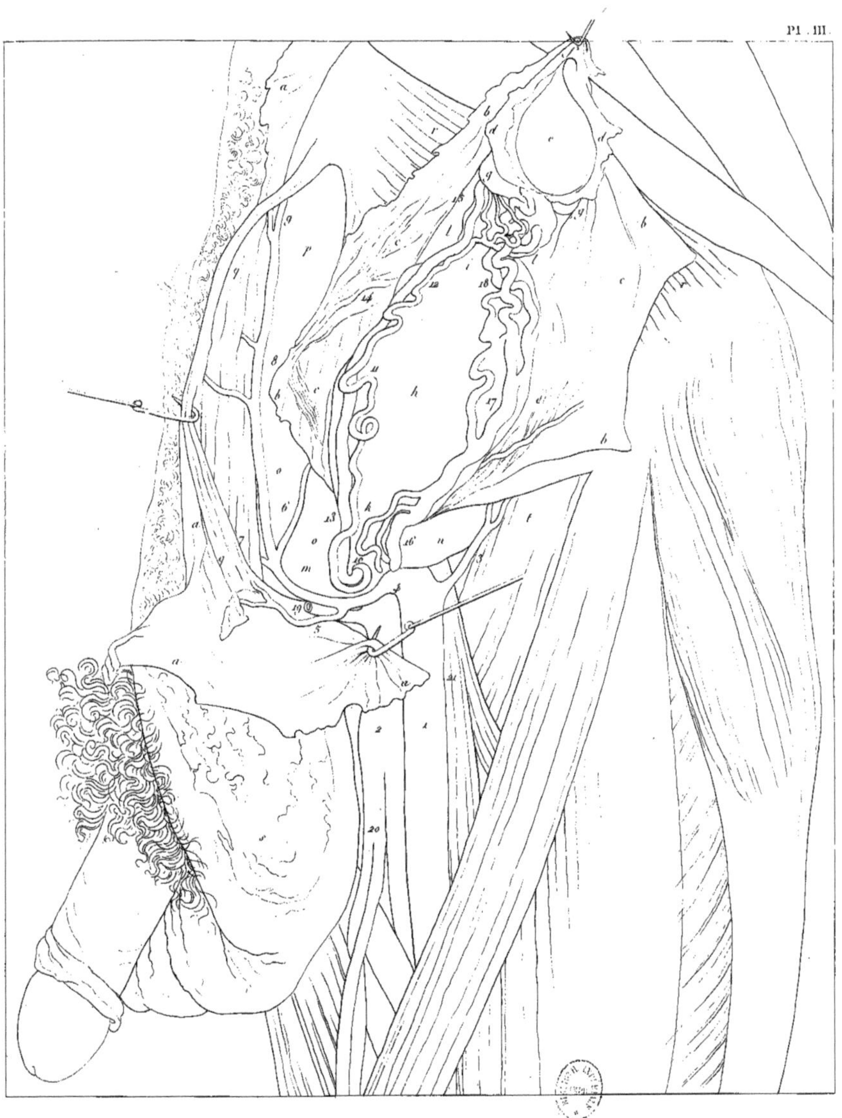

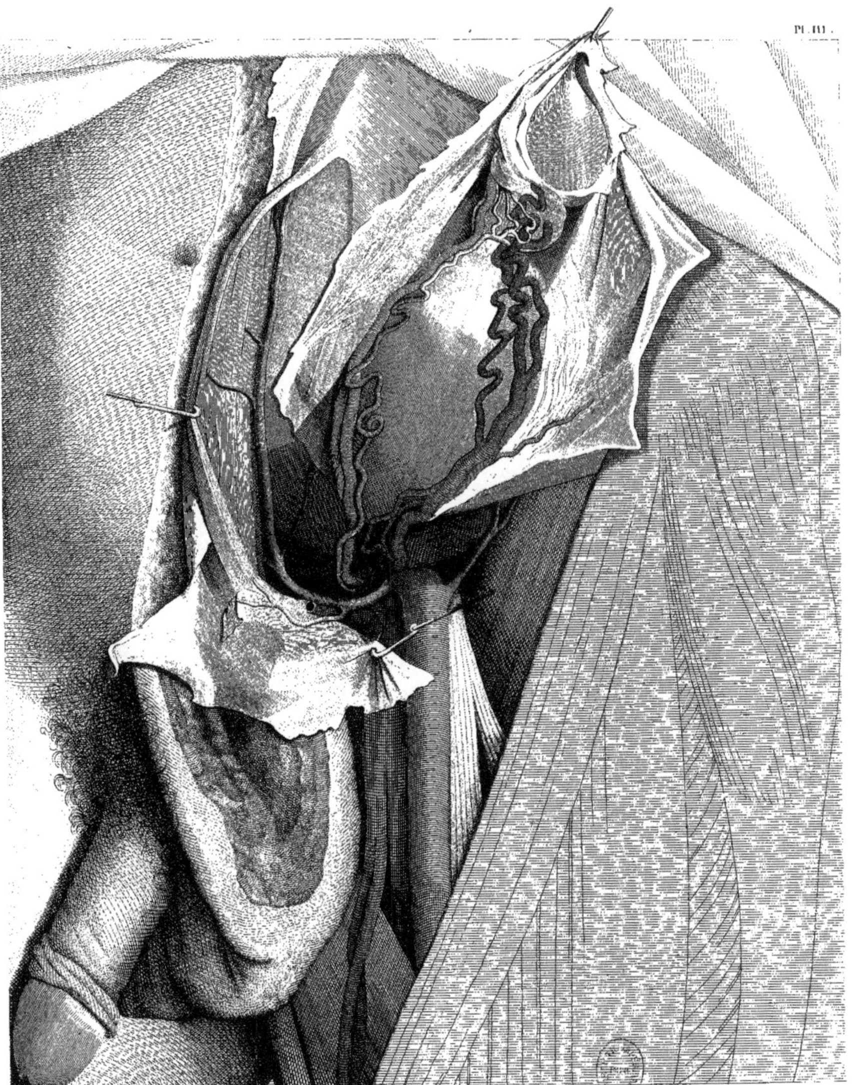

Gravé par Adam.

Pl. IV.

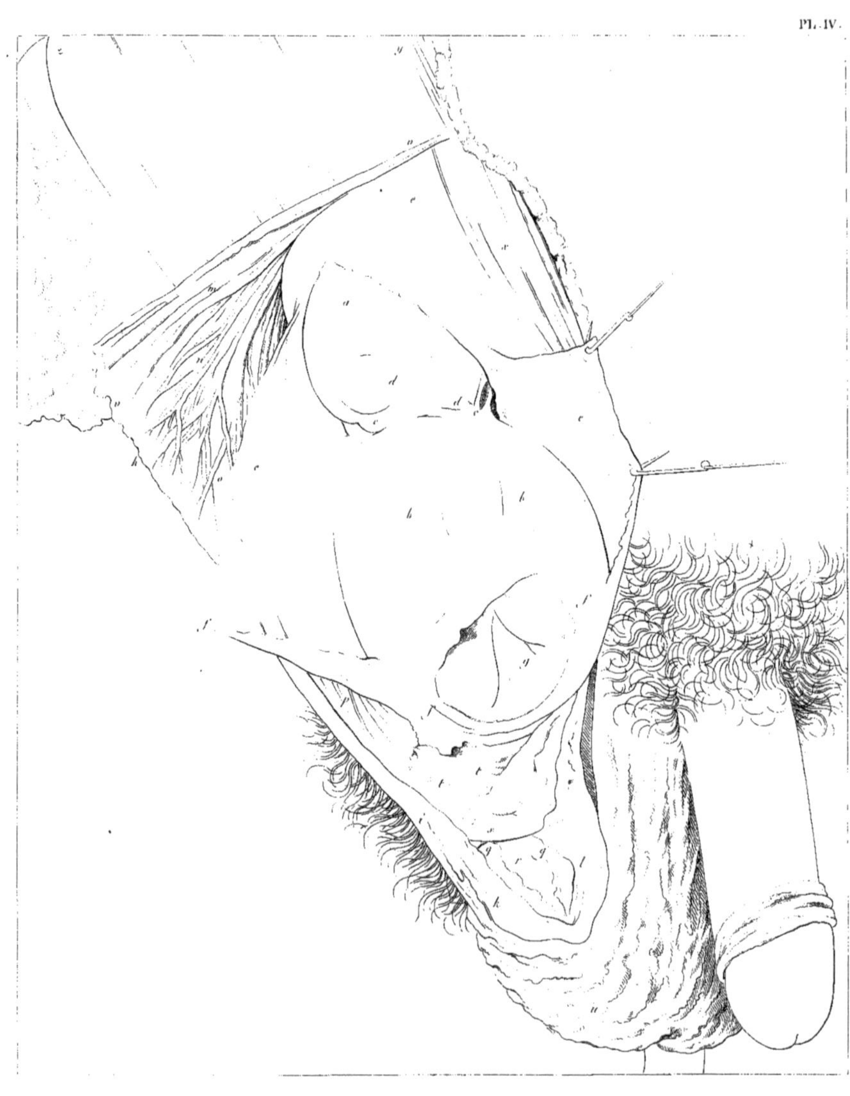

Pl. IV.

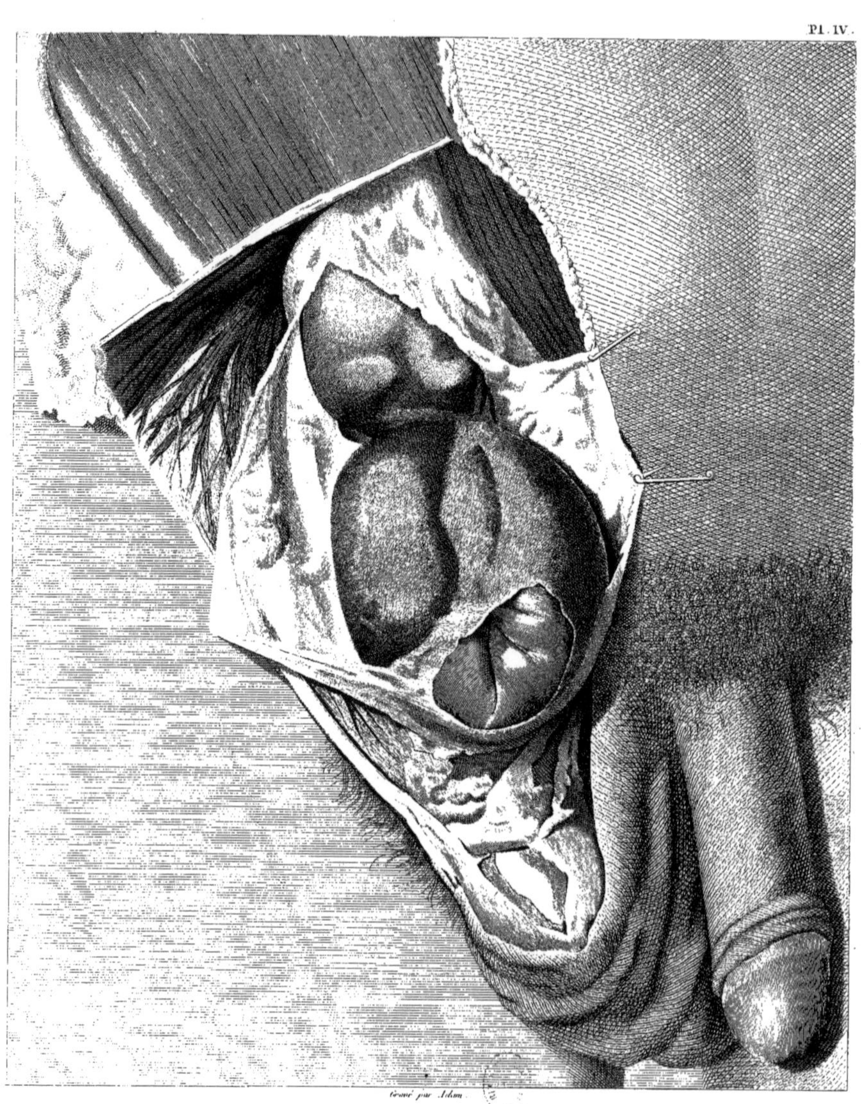

Gravé par Adam.

Pl. V.

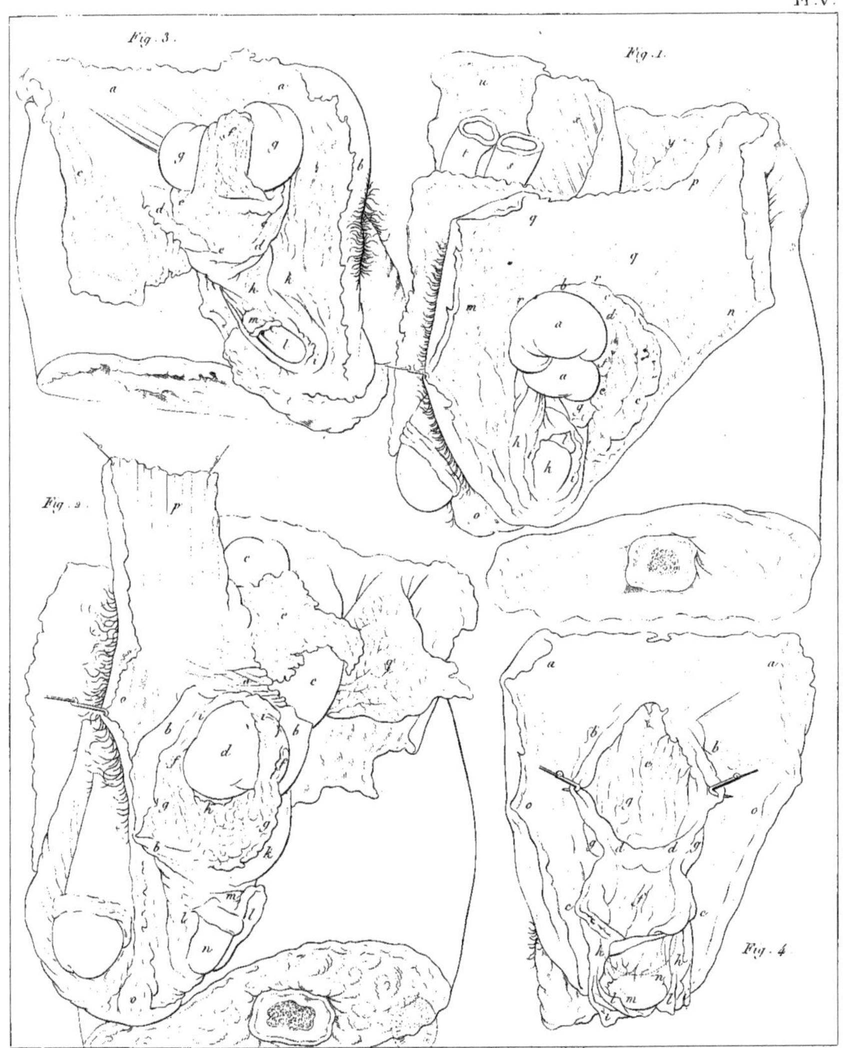

Pl. V.

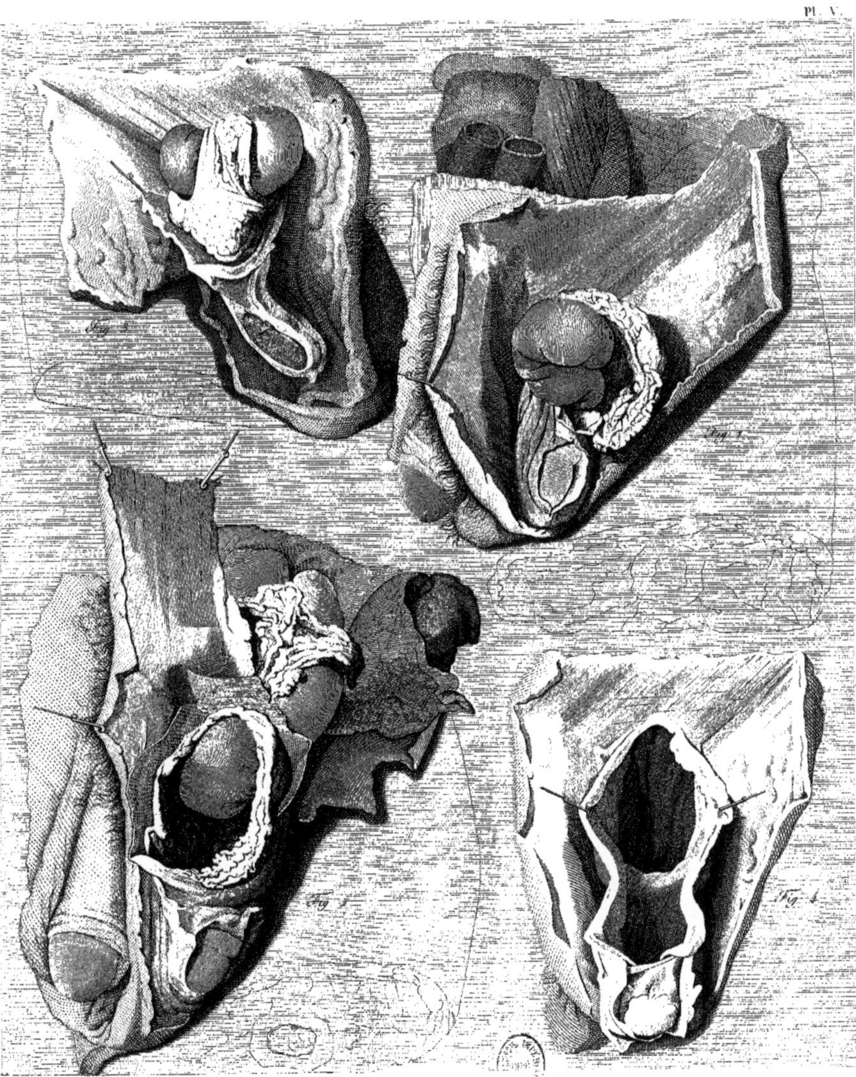


Gravé par Adam.

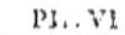

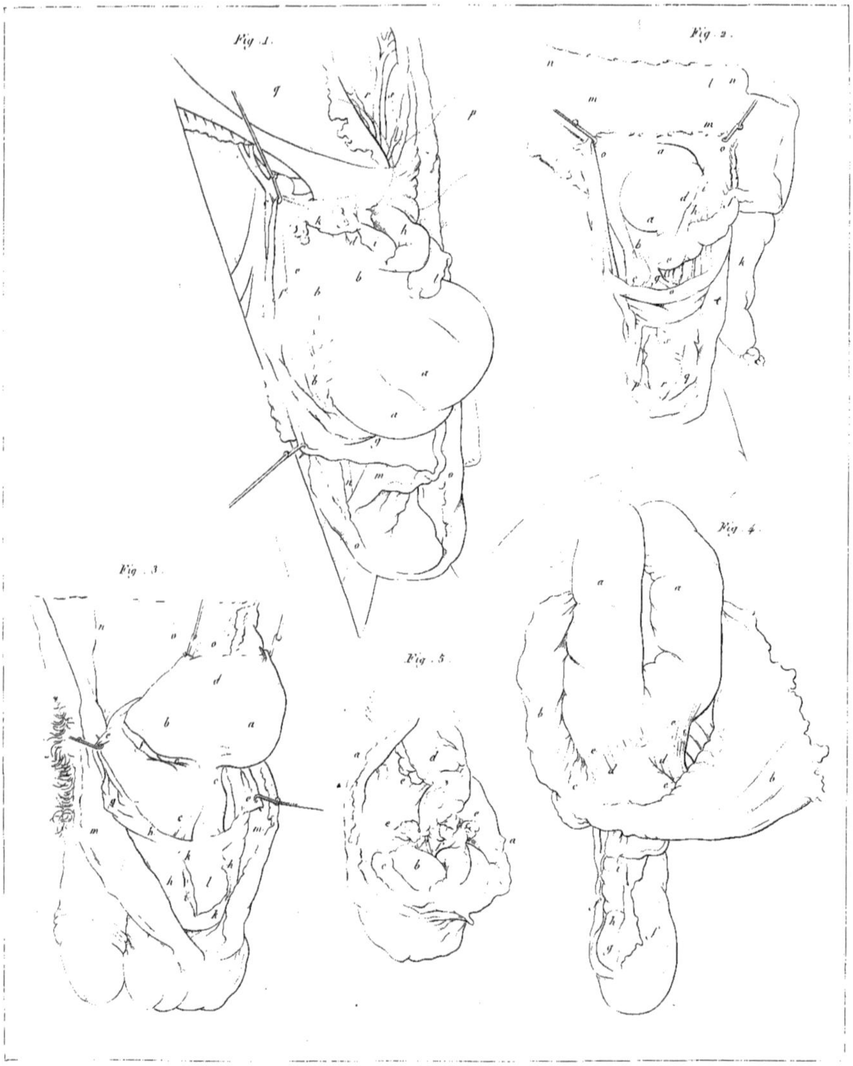

Pl. VI.

Fig. 1.

Fig. 2.

Fig. 3.

Fig. 4.

Fig. 5.

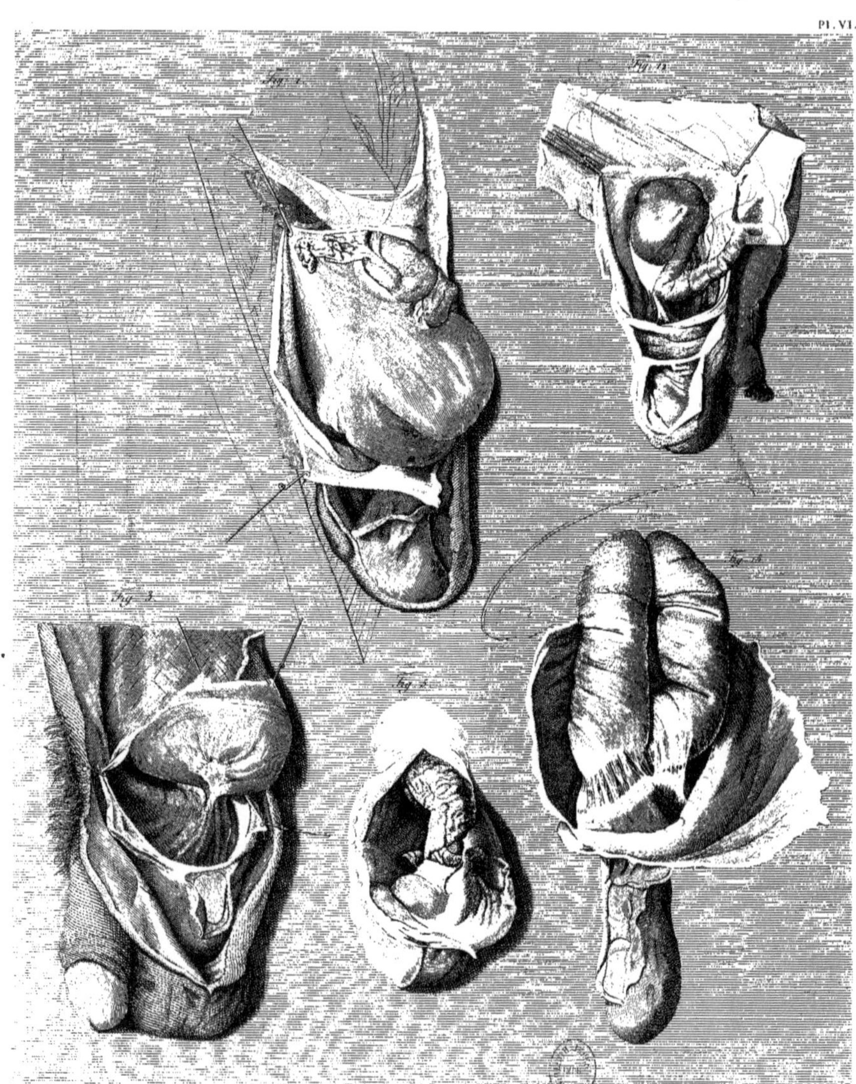


Gravé par Adam.

Pl. VII.

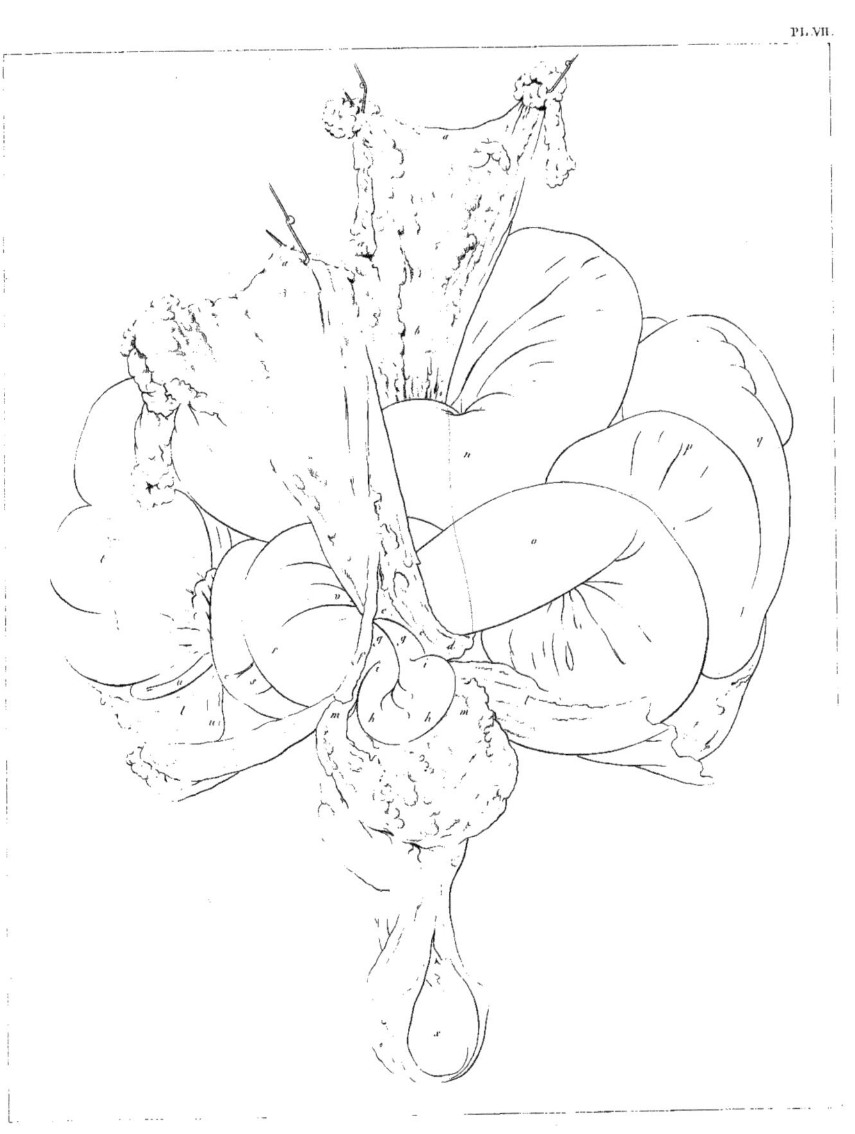

Pl. VII

PL. VII

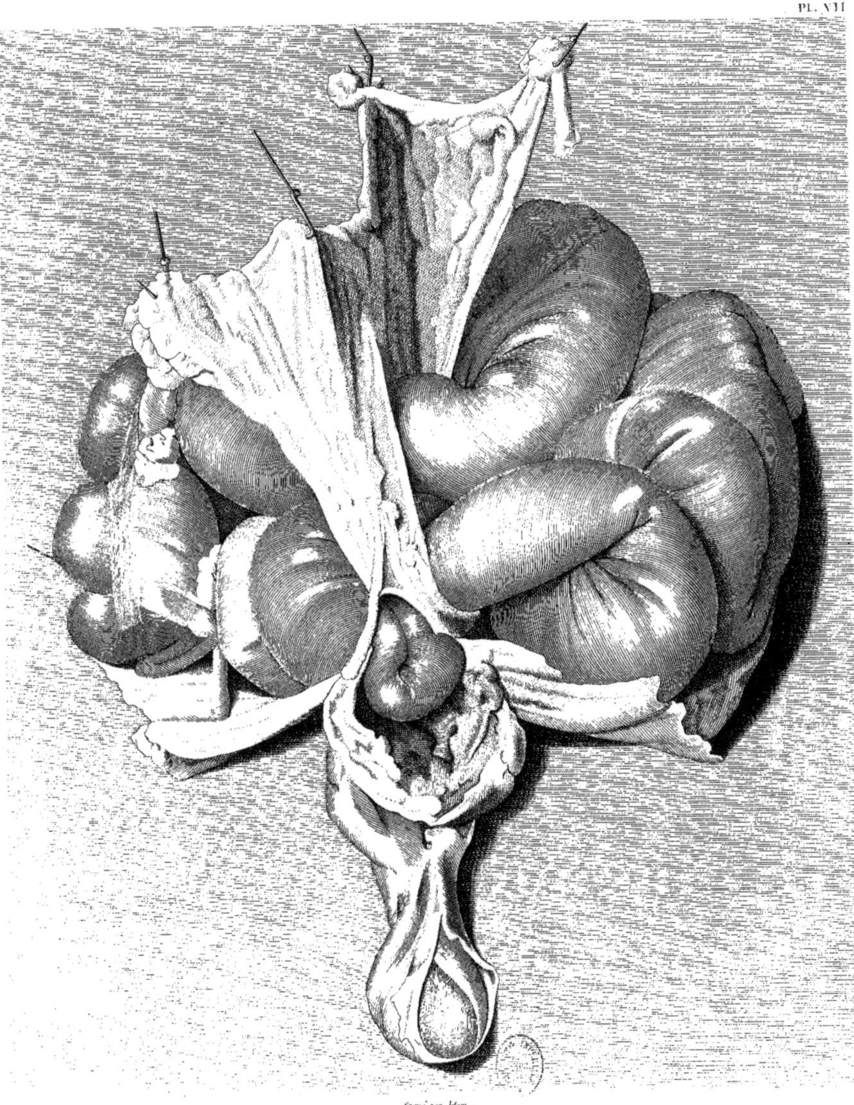

Gravé par Adam.

PL. VIII.

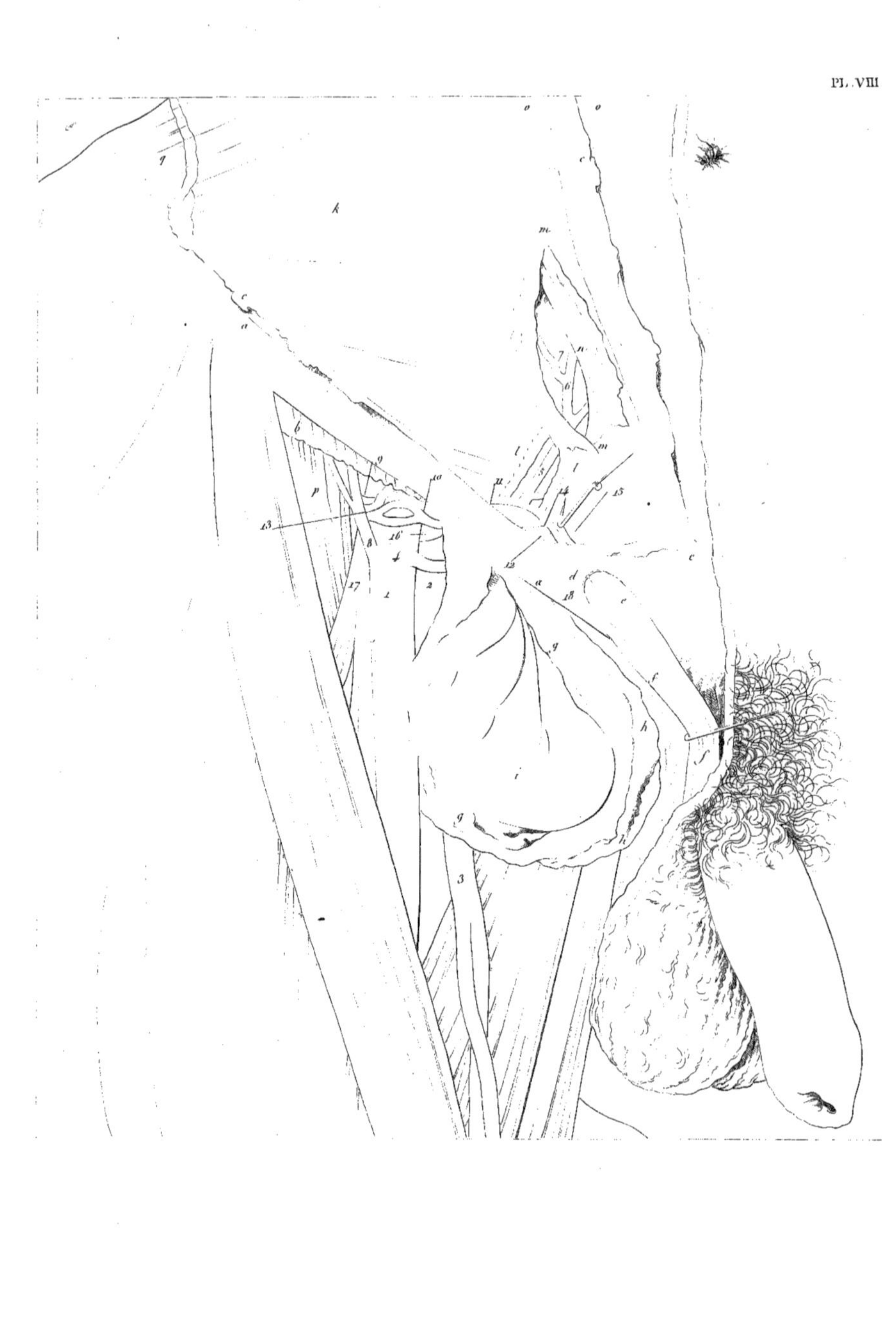

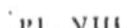

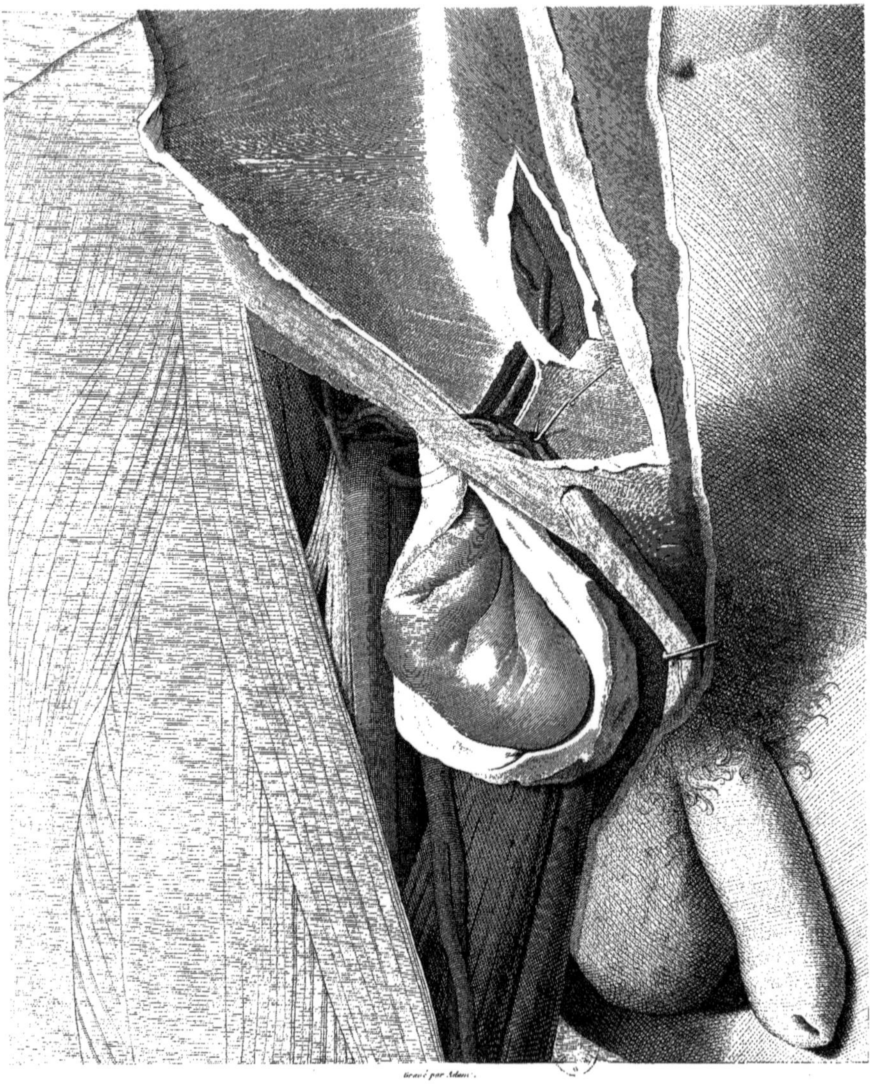

Gravé par Adam.

Pl. IX.

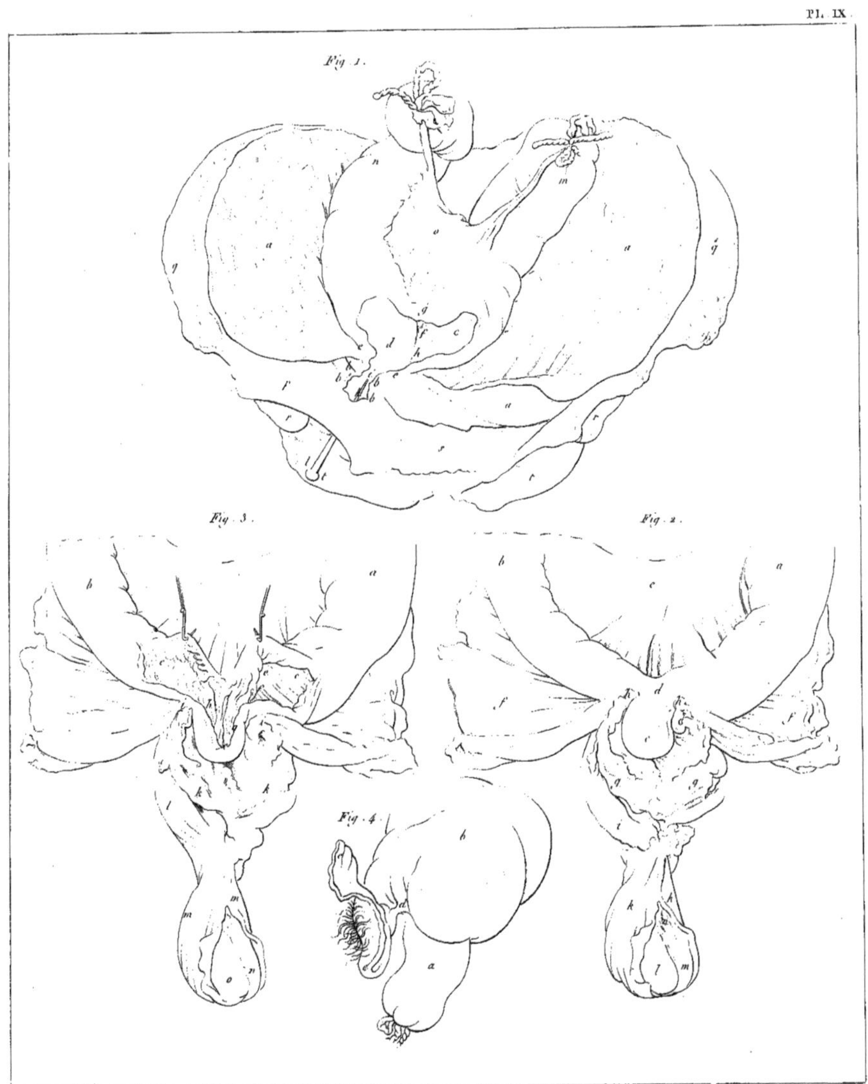

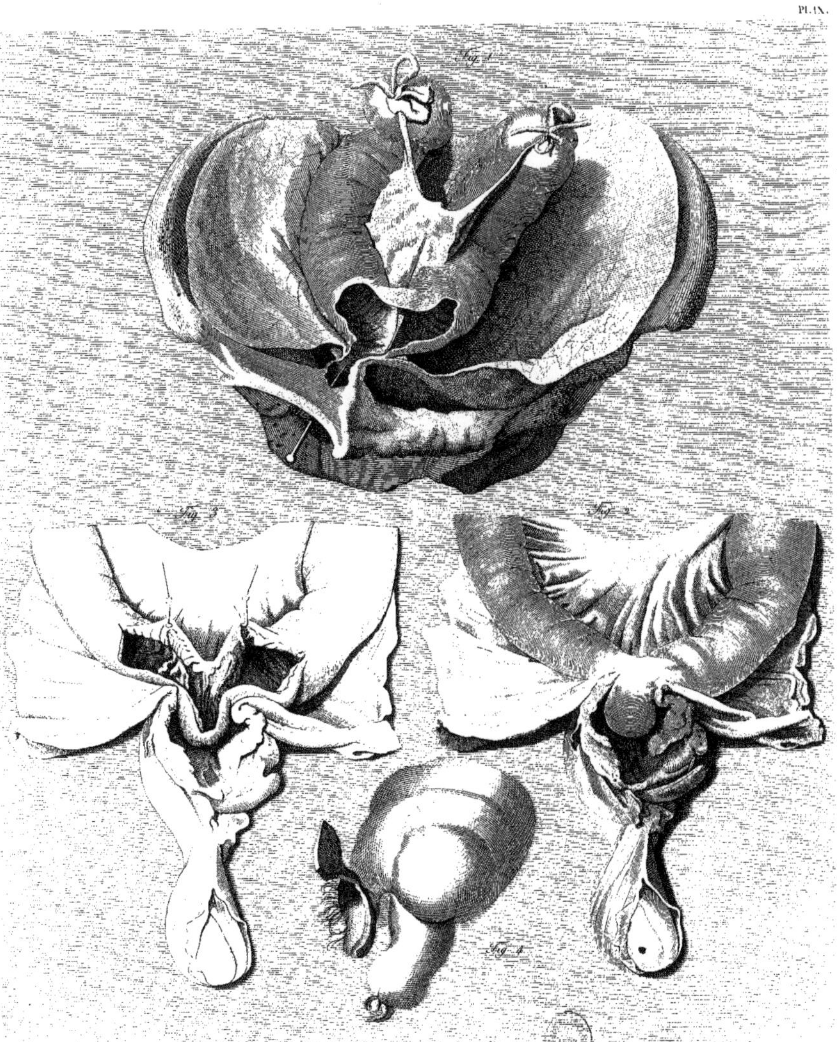


Gravé par Adam.

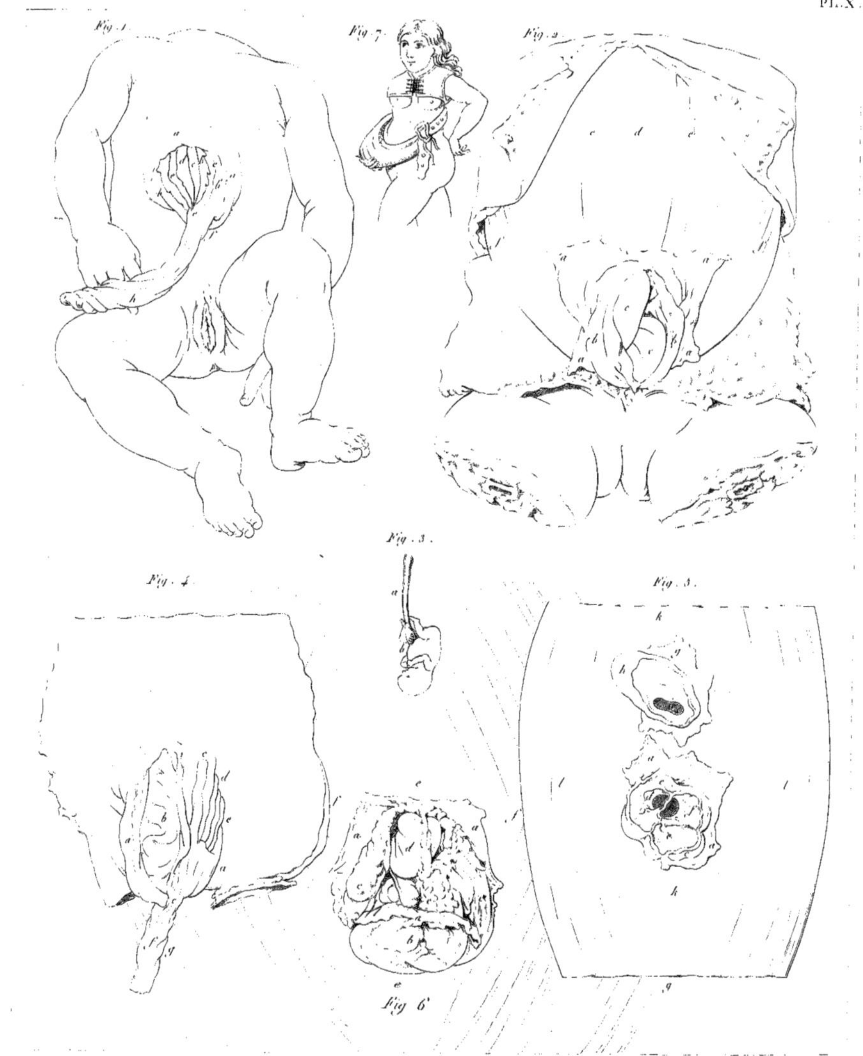
PL. X.
Fig. 1.
Fig. 7.
Fig. 2.
Fig. 3.
Fig. 4.
Fig. 5.
Fig. 6.

Pl. X.

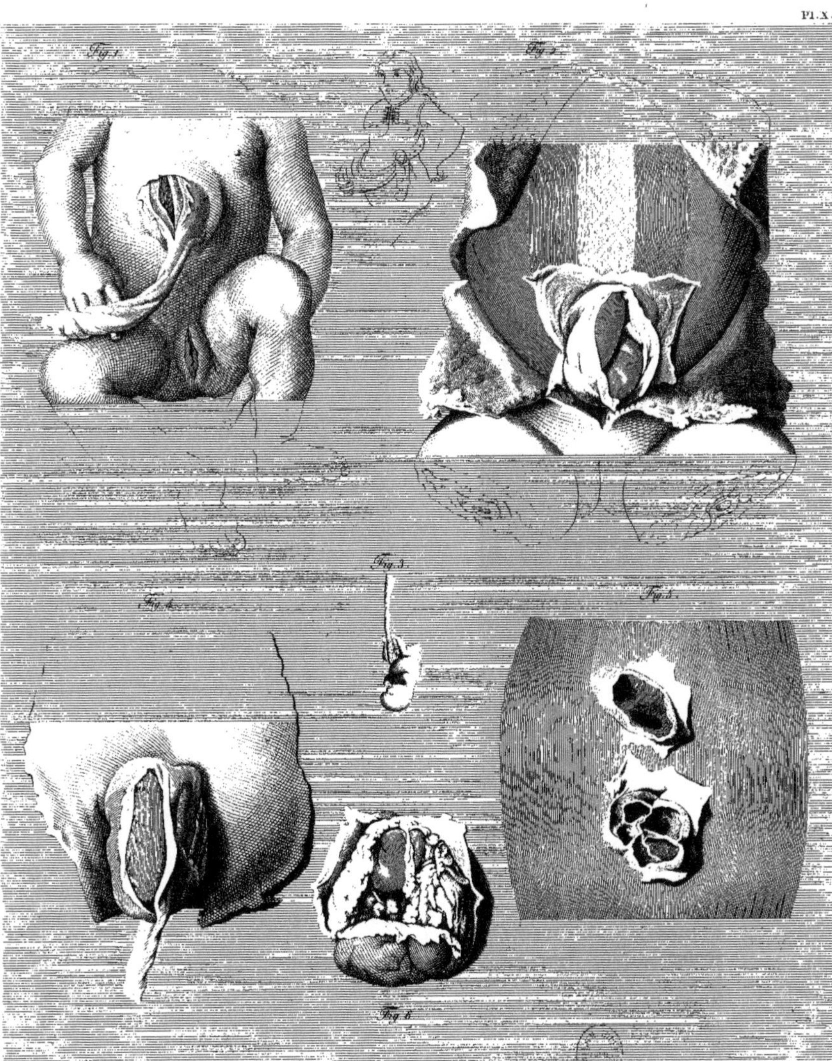


Gravé par Adam.

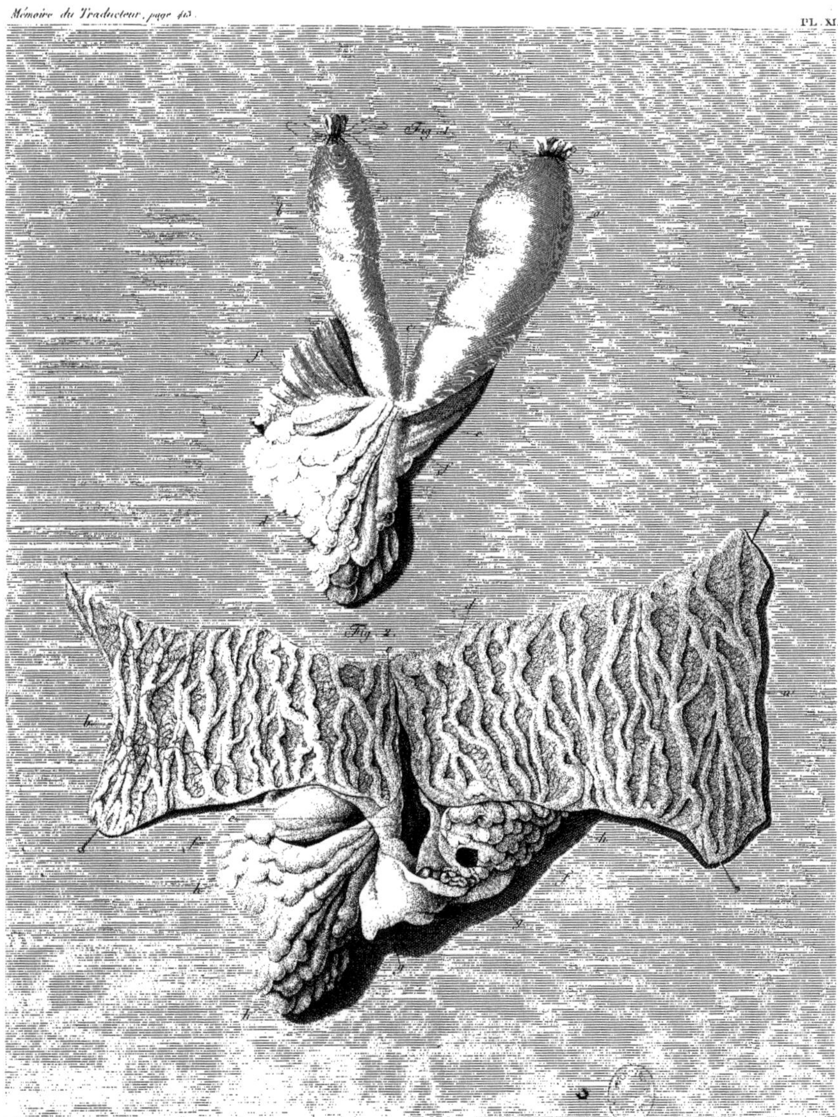


Gravé par Adam.

www.ingramcontent.com/pod-product-compliance
Ingram Content Group UK Ltd.
Pitfield, Milton Keynes, MK11 3LW, UK
UKHW020410180726
13839UKWH00003B/1293